Nicola Schmidt

artgerecht
Das kleine Babybuch

Aktualisierte Jubiläumsausgabe

Mit Illustrationen
von Claudia Meitert

Weniger
Druck.
Mehr du.

KÖSEL

Willkommen, liebes Baby!

Gewünschtes Wunschkind, unerwartete Überraschung? In jedem Fall: Das Wunder des Lebens – herzlichen Glückwunsch!
Ab jetzt wird's spannend. Dein Baby ist süß und schläft super? Wie schön! Aber wenn es viel weint oder mal nicht schlafen will, hörst du vielleicht so was wie:
»Das testet deine Grenzen!«
»Nie neue Milch auf alte Milch!«
»Schreien stärkt die Lunge!«
Ganz ehrlich: Das meiste davon ist Quatsch. Und manches ist wirklich hilfreich. Nur: Wie erkennt man den Unterschied?
Ganz einfach: Frag dich: *Hält das einer wissenschaftlichen Prüfung stand?* Und: *Fühlt es sich gut an?*
Denn darum geht es bei uns: Was ist *artgerecht* für Menschenbabys? Was hilft dem kleinen Homo sapiens – und was nicht?
Aus über 15 Jahren Erfahrung weiß ich: Du spürst oft ganz genau, was dein Baby braucht. Du brauchst nur manchmal ein bisschen Wissen im Hintergrund, damit du dein Kind besser verstehen kannst und dich sicher fühlst.
Klar, Missverständnisse passieren. Wie in jeder Beziehung. Damit es weniger werden – und eure Liebe wachsen kann –, habe ich dieses Buch geschrieben.

Nicola Schmidt

Die Soforthilfe-Checkliste für ein weinendes Baby

1. Brauchst du mich?
Ich rede mit dir und nehme dich zu mir.

2. Hast Du Hunger?
Ich stille oder füttere dich.

3. Ist dir zu warm?
Ich ziehe dir Mützchen oder Socken aus.

4. Ist dir zu kalt?
Ich nehme dich unter meine Jacke oder ziehe dich wärmer an.

5. Willst du spielen?
Ich nehme Augenkontakt mit dir auf, wir machen Fingerspiele oder ich singe für dich.

6. Musst du mal?
Ich ziehe dir die Windel aus, halte dich ab oder wickele dich.

7. Bist du müde?
Ich nehme dich mit deinem Gesicht zu mir in die Trage/ins Bett.

8. Bist du überreizt?
Wir gehen raus an die frische Luft, in ein ruhiges Zimmer oder ich nehme dich mit dem Gesicht zu mir in die Trage.

9. Hast du Bauchweh?
Ich massiere dir den Bauch oder halte dich ab.

10. Hilft alles nichts?
Dann nehme ich dich an mein Herz, atme ruhig ein und aus und bin einfach da – so bringe ich uns beide zur Ruhe.

Alles für ein zufriedenes Baby

Der Eltern-Energie-Erhaltungssatz von artgerecht

Ganz ehrlich: Es ist anfangs ganz schön viel, immer feinfühlig auf dein Baby einzugehen. Aber auf Dauer spart es Energie. Denn: Unerfüllte Bedürfnisse verschwinden nicht – sie tauchen immer wieder auf. Und machen dann eine Menge Arbeit. Studien zeigen: Babys, deren Bedürfnisse gestillt werden, entwickeln sich zu stabileren, glücklicheren, gesünderen großen Menschen. Dazu braucht es keine Perfektion – Fehler sind erlaubt. Einen neuen Menschen ins Leben zu bringen, ist aufregend. Geh jeden Tag einfach nur den nächsten Schritt.

- **Stillen** muss man lernen – klar. Aber gestillte Babys haben bis zu 70 % weniger Infekte und später seltener Gewichtsprobleme. Jeder Tropfen hilft.
- **Nuckel** sind praktisch – ja. Aber sie hängen mit zwei von drei Kieferfehlstellungen zusammen. Setze sie sparsam ein.
- **Tragen** ist anstrengend. Aber getragene Babys schreien weniger, binden sich leichter und lernen gut krabbeln und laufen. Eine Trage im Kinderwagen spart dir viel Stress, wenn dein Baby mal Körperkontakt braucht.
- **Gemeinsam schlafen?** Manchmal anstrengend. Aber Babys, die nahe bei ihren Eltern schlafen, sind gesünder, sicherer und schlafen später besser.
- **Kreativ wickeln:** Wenn wir Babys immer mal abhalten, sind sie seltener wund – und werden leichter trocken. Windeln sind super, aber es gibt noch mehr zu entdecken.

Erstausstattungsliste

Viele Eltern investieren Wochen in Erstausstattungslisten, geben Hunderte Euro aus – und merken dann: Das Baby will sich die süßen Hemdchen nicht über den Kopf ziehen lassen. Es will nicht allein im Bettchen liegen. Der Kinderwagen wird verweigert.
Ein Elternteil schrieb mir mal:
»Hätte ich gewusst, dass ein paar gute Wollteile reichen! Das Einzige, was mein Baby wirklich wollte, war: mich. Und Menschen, die mich unterstützen.«
Genau darum geht's.

Deshalb hier die artgerechte Erstausstattungsliste für alle, die wissen wollen, was wirklich zählt – und was man getrost weglassen kann. Wenn du noch etwas brauchst, besorg es einfach mit der Zeit. Oder investiere das Geld anderswo.

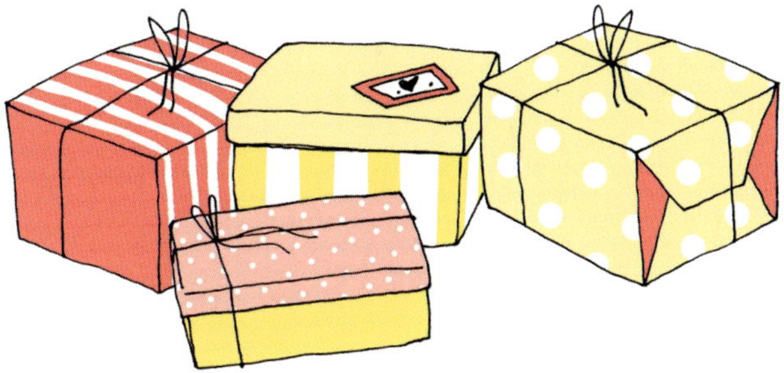

»Kommt vorbei – bringt Essen mit und hängt bitte kurz die Wäsche ab!«

Menschen, die frischgebackene Eltern brauchen

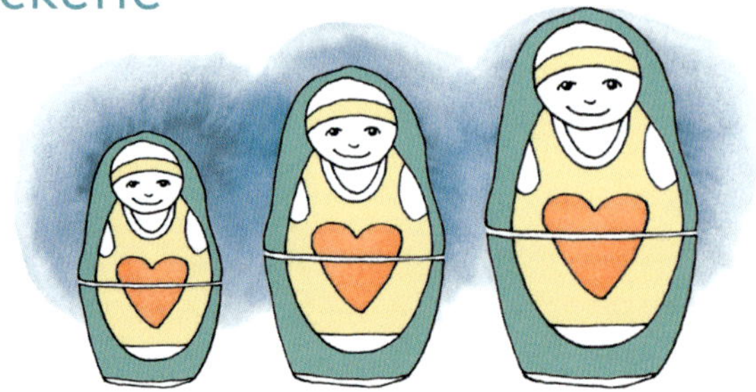

- Hebamme
- Stillberaterin
- Trageberaterin
- Windelfrei-Beraterin
- Familienpflegerin
- Besuch, der Essen mitbringt, Wäsche abhängt, mal eben mit anpackt, aufräumt und den frischgebackenen Eltern sagt, wie wunderbar ihr Baby ist und wie toll sie das alles machen
- beste Freundin, die Mama in kritischen Situationen anrufen kann
- besten Freund, den Papa in kritischen Situationen anrufen kann
- Haushaltshilfe – ob das ein Profi, eine Freundin oder ein Verwandter ist, spielt keine Rolle, aber es ist schön, wenn ihr Eltern in den ersten Wochen Zeit für das Baby habt, um zu kuscheln und einander kennenzulernen

Dinge, die Mama braucht

Wenn du stillst:

- 2 bis 3 Still-BHs
- Stilleinlagen
- Stillkissen oder einfach einen bequemen Ort zum Einkuscheln beim Stillen
- Fenchel- und Frauentee

Wenn du nicht stillst:

- Flaschen, Sauger
- Flaschenbürste und Sterilisationsgerät
- Milchpulver

- Tragehilfe / Tragetuch
- Wickeltasche
- Nagelschere
- Badetücher mit Kapuze
- vielleicht einen Babybalkon für die Nacht, wenn euch das gemeinsame Schlafen im Bett zu eng oder unsicher erscheint (und falls doch nicht gebraucht, ist er perfekt als Ablage für Windeln, Wasserflasche & Co.)
- Monatskarte für die Bahn – viele Babys fahren nicht so gern Auto

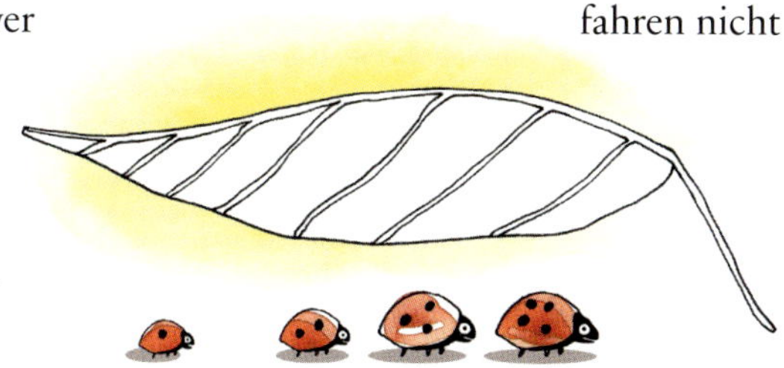

Selbstfürsorge first

Dein Baby braucht viel Nähe, Zuwendung – und Eltern, die bei Kräften sind. Deshalb gilt: Erst atmen, dann handeln. Elternsein ist kein Sprint, sondern ein Langstreckenlauf. Wenn du dein Baby achtsam versorgen willst, darfst du dich selbst im Blick behalten: Habe ich heute gegessen? Genug getrunken? Frische Luft gehabt? Geschlafen – oder wenigstens gelegen? Wer könnte statt meiner die Wäsche machen, kochen, das große Kind vom Kindergarten abholen?
Selbstfürsorge heißt nicht: egoistisch sein. Sie heißt nicht: Das Baby einfach mal schreien lassen. Sie heißt: Hilfe holen bei allem, was auch andere machen können, und da sein, wo ich gefragt bin. Ein kurzer Moment auf dem Balkon, ein Telefonat mit einer Freundin, ein klares »Nein« zur Anfrage, wenn's gerade zu viel ist.
Eltern, die gut auf sich achten, geben ihrem Baby das größte Geschenk: emotionale Stabilität. Und die beginnt mit dem einfachen Gedanken: Ich muss nicht alles allein machen.

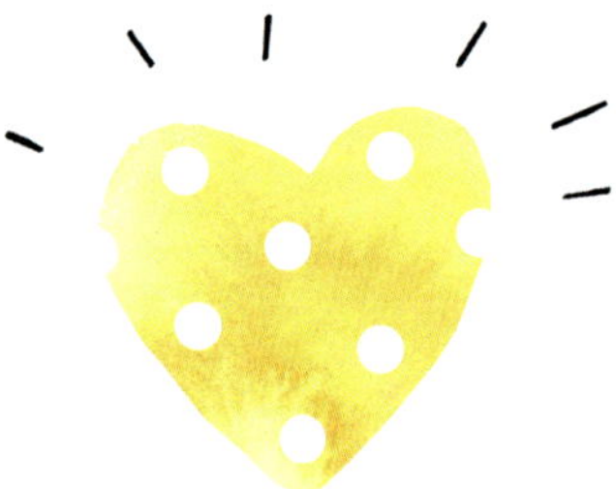

Geburt
6 BASICS

1. Du bist sicher

Dein Körper – und dein Baby – sind perfekt vorbereitet. Wusstest du? Die Strecke, die dein Baby zur Geburt zurücklegt, ist so lang wie ein Kugelschreiber. Und es hilft aktiv mit!

2. Du darfst dich bewegen

Rückenlage war gestern.
Finde deine Position – geh mit den Wellen. Dein Körper weiß, was er braucht.

3. Nimm dir deine Zeit

Jede Geburt hat ihr Tempo. Klärt vorab, was passiert, wenn das Team wechselt oder es im Kreißsaal stressig wird.

4. Es sind deine Wehen

Der Schmerz ist kein Warnsignal – er ist dein Wegweiser. Er zeigt dir, wo du Platz machen musst. Und: Er ist der Schlüssel zu den Glückshormonen danach. Du brauchst Entlastung? Hol sie dir.

5. Bereite deine Geburt vor

Wo willst du gebären? Was brauchst du? Was ist dein Plan B? Sprich drüber. Schreib es auf.

6. Du darfst es aussprechen

Kläre vorher alles, was möglich ist, damit du unter der Geburt nicht diskutieren musst, sondern dich ganz auf dich und dein Baby konzentrieren kannst.

Wer bist du jetzt? – Rollen finden nach der Geburt

Ein Kind verändert alles. Plötzlich bist du nicht mehr nur PartnerIn, FreundIn oder du selbst. Du bist Mama. Du bist Papa. Du bist Oma oder Opa, Tante oder Onkel. Und manchmal fühlst du dich in dieser neuen Rolle verloren. Das ist okay. Rollen wachsen mit dir. Am Anfang fühlst du dich vielleicht überfordert, unsicher oder fremd im eigenen Leben. Das ist kein Fehler, das ist Entwicklung. Gib dir Zeit. Redet miteinander. Was brauchst du, was braucht deine Familie, was braucht euer Kind – und wie bekommt ihr es alle? Vergleiche dich nicht mit anderen. Jede Familie ist anders. Du musst nicht alles können. Und du musst auch nicht immer stark sein. Du darfst dich sortieren, du darfst stolpern, du darfst wieder aufstehen. Was du bist? Du bist genug. Und du wirst jeden Tag mehr du selbst – in deiner neuen Rolle.

Eine artgerechte Geburt ist eine selbstbestimmte Geburt – genauso, wie es für dich stimmig ist.

Babys verstehen
6 BASICS

1. Menschenbabys sind bei Ankunft noch nicht fertiggebacken

… sie müssen sich erst nach und nach an die Welt anpassen.

2. Babys entwickeln sich in Phasen

… und jede Phase geht vorbei.

3. Babys helfen uns

… nach und nach lernen wir, einander besser zu verstehen.

4. Wir können sie nicht verwöhnen

… hochnehmen, knuddeln, trösten sind unser wichtigstes Geschenk an ihr Zentralnervensystem.

5. Jedes Baby ist anders

… was bei der Nachbarin klappt, muss nicht bei dir klappen. Dein Baby ist ein Individuum.

6. Nicht für jedes Problem gibt es eine Lösung

… am Ende zählt, dass wir einfach da sind und eine Familie werden.

Du machst das mit diesem Baby zum ersten Mal. Du darfst das alles Schritt für Schritt lernen. Beziehung entwickelt sich langsam über Zeit. Du darfst dem Prozess vertrauen.

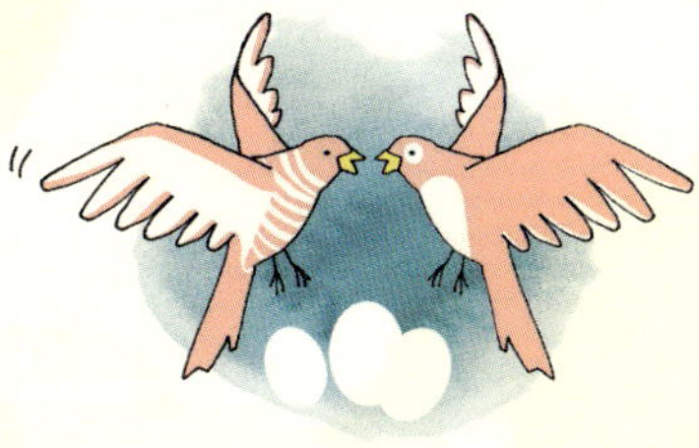

Perfekte Steinzeitbabys

Das »perfekte« Baby stillt viermal täglich, schläft acht Stunden am Stück, liegt friedlich im Kinderwagen und sagt Beschcid, wenn es muss.

Manche Babys sind so. Aber die meisten sind anders: Sie wollen zehn- bis zwölfmal täglich stillen, lassen sich nicht ablegen, schlafen leicht und unregelmäßig – und machen ständig die Windel voll. Warum? Würden wir das Baby einer Steinzeitmutter in den Arm legen und ihres mit in die Neuzeit nehmen – beide würden sich normal entwickeln. Denn das »Programm« unserer Babys hat sich seit dem Pleistozän kaum verändert:

Sie haben Angst, allein zu sein. Sie suchen Nähe – damit sie nicht gefressen werden, nicht auskühlen, überhitzen oder verhungern. Das ergibt biologisch absolut Sinn!

Als Menschen vor einigen Jahrmillionen anfingen, aufrecht zu gehen, verengte sich unser Becken. Gleichzeitig entwickelte sich das Gehirn – die Köpfe wurden größer. Damit die Babys noch durch das Becken passten, mussten sie früher geboren werden – mit 25–30 % ihres späteren Gehirnvolumens.

Andere Säugetiere kommen mit 90 % ihres Gehirnvolumens zur Welt. Menschenbabys brauchen daher extra viel Nähe, Schutz und Zeit, damit sie ihre Schwangerschaft »draußen« beenden können.

Wie lange das dauert? Schätzungen sagen: drei bis neun Monate.

Unsere Babys – kluge kleine Netzwerker

Warum sind Babys so umwerfend süß? Ganz einfach: Ein Wesen, das so abhängig ist, braucht rund um die Uhr jemanden, der es schützt, trägt, sieht – und trotz der kurzen Nächte und der vielen Arbeit bei ihm bleibt.
Dein Baby weiß das.
Deshalb schaut es dich an.
Deshalb lächelt es dich an.

#artgerecht

#bindungsorientiert

Es braucht vor allem einen Menschen, der zurücklächelt. Der ihm zeigt: Ich bin da.
Ich sehe dich. Ich kümmere mich.
Die Wissenschaft nennt das Bindung.
Wir bei artgerecht nennen es Liebe.
Du bist die Lebensversicherung, die die Evolution deinem Baby mitgegeben hat.

#menschenbaby

#babyliebe

#babyslügennicht

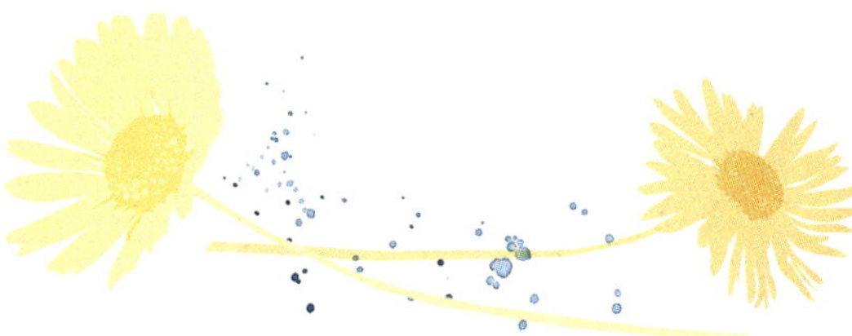

Gängige Sorgen – ruhig bleiben, gut begleiten

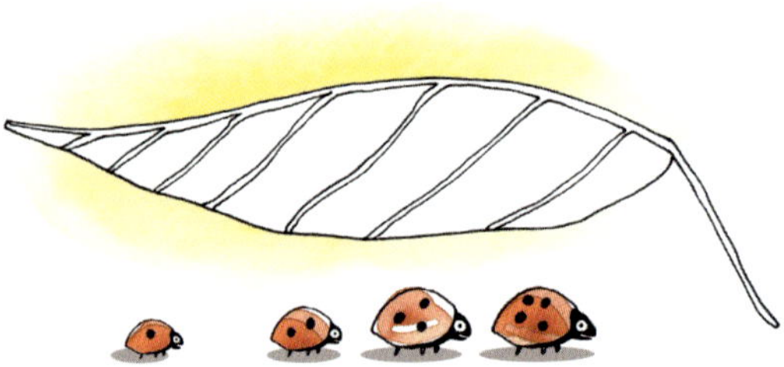

Reflux, Allergien, Koliken – alle Eltern kennen diese Sorgen.
Spuckt dein Baby viel? Hat es vielleicht eine Allergie? Warum schreit es so oft? Erst mal durchatmen. Reflux ist oft harmlos, solange dein Baby gut zunimmt und zufrieden wirkt.
Allergien zeigen sich meist über Haut, Verdauung oder Atmung – dann hol dir ärztlichen Rat.

Koliken sind oft keine »Bauchschmerzen«, sondern ein Zeichen: Dein Baby ist reizüberflutet und braucht Hilfe beim Runterkommen. Was hilft: Tragen. Nähe. Wärme. Rituale. Ein warmes Bad, eine sanfte Massage, ein ruhiger Tagesausklang. Und ja: Auch du darfst müde, besorgt und unsicher sein. Bitte sprich mit deiner Hebamme oder Stillberaterin, wenn du Fragen hast. Du musst das nicht allein schaffen – und du machst das gut.

Ernährung
6 BASICS

1. Stillen oder Flasche?
Für die Bindung zählt nicht das Was, sondern dass du liebevoll da bist. Nähe geht immer.

2. Alles will gelernt sein
Dein Baby ist neu auf der Welt. Gib ihm – und dir – Zeit, es muss das alles erst lernen.

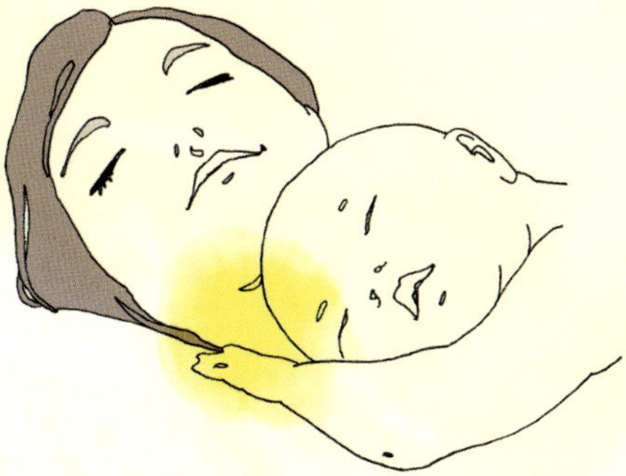

3. Erst mal durchatmen
Stress blockiert. Wenn du ruhig bist, kann auch dein Baby entspannen.

4. Podcast ins Ohr
Füttern heißt Nähe – und manchmal auch Pause. Hör was Schönes, tank auf.

5. Personal, bitte!
Am Anfang hilft's, wenn jemand anderes ans Telefon oder an die Tür geht. Ihr seid im Kuschelmodus.

6. Dem Baby vertrauen
Babys wissen, wann es genug ist. Keine Fläschchen leer trinken. Keine Panik beim Wiegen.

Baby richtig ernähren

Lass dich nicht von der Waage stressen!
Wenn dein Baby nicht wie erwartet zunimmt, prüft die Hebamme zuerst: Wurde vor oder nach der Mekonium-Ausscheidung gewogen? Gab es Infusionen unter der Geburt? Wie schwer waren die Eltern als Babys?
Wichtig: Ruhe bewahren. Versuch es mit häufigerem, besonders nächtlichem Stillen, Schnuller weglassen, Brust öfter anbieten. Immer gilt: Hol deine Hebamme oder Stillberaterin dazu.

Essen bei Hunger – logisch, oder?
Die Forschung zeigt: Babys, die bei den ersten Hungerzeichen gestillt oder gefüttert werden, entwickeln sich besser. Füttern nach der Uhr war gestern, das gilt auch und besonders für Flaschenkinder.

Stillkind? Schnullerpause.
Ihr Saugbedürfnis stillen Stillbabys an der Brust. Erst wenn das Stillen gut läuft, darf der Schnuller ab und zu mithelfen – hier noch mal: so viel wie nötig, so wenig wie möglich.

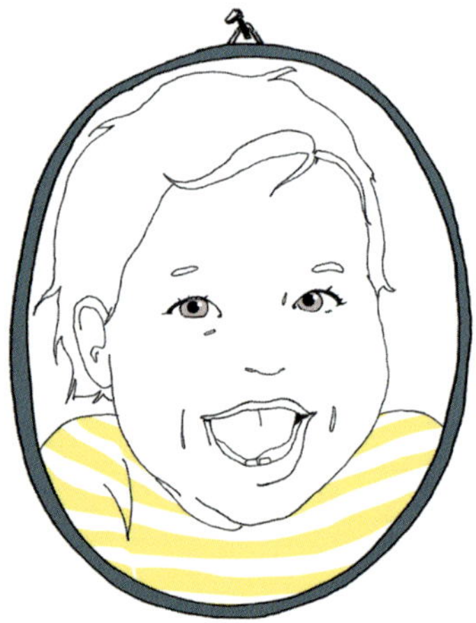

Füttern ist ein Handwerk – und ihr lernt es gemeinsam

Stillen ist erlernt – nicht angeboren
Auf der ganzen Welt kennt man Stillprobleme. Stillen braucht Zeit, Ruhe und Übung.

Das Baby lernt mit
Auch dein Baby muss das Stillen erst lernen – ihr seid ein Team!

Auf den Anfang kommt es an
In den ersten Tagen oft anlegen – auch Wecken ist erlaubt. So lernt der Körper: Hier wird Milch gebraucht!

Stillen wird vom Körper gesteuert
Brust und Baby regeln, wann, wie viel, wie oft. Vertraut euch.

Clusterfeeding ist normal
Manche Babys stillen in Entwicklungsphasen fast nonstop. Das regt die Milchbildung an und ist normal.

Sechs Monate Zeit
Die WHO empfiehlt: sechs Monate nur Muttermilch – kein Wasser, Tee oder Brei. Egal, was andere sagen, die Empfehlung bleibt klar.

Wunde Brustwarzen? Hilfe holen!
Wunde Brust, Schmerzen oder gar Milchstau sollen nicht sein. Ruf deine Hebamme oder Stillberaterin an – je früher, desto besser.

Soforthilfe
Wann hat das Baby Hunger?

Erstes Hungerzeichen
Das Baby wird körperlich unruhig, es fühlt Hunger. Jetzt füttern – dann fütterst du ein ruhiges Baby.

Zweites Hungerzeichen
Das Baby dreht den Kopf nach rechts und links, es »sucht« aktiv. Jetzt füttern – noch hat es Ruhe zum Trinken.

Drittes Hungerzeichen
Das Baby steckt sich die Faust in den Mund. Der Hunger wird deutlich. Jetzt füttern – sonst wird es gleich schwierig.

Viertes Hungerzeichen
Quengeln oder Weinen. Manche Babys lassen sich jetzt noch mit Brust oder Flasche beruhigen, andere müssen sich ausweinen, bevor sie trinken können.

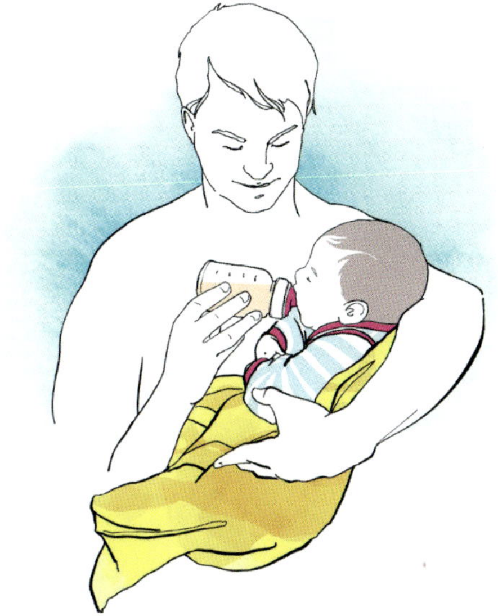

artgerecht Flasche geben – mit Herz und Nähe

Stillen klappt nicht? Dann füttern und kuscheln!
Es kommt nicht drauf an, was du fütterst, sondern wie. Viel Körperkontakt, viel Blickkontakt – und ganz viel Liebe.

Flasche ist nicht nur Nahrung – sondern auch Beziehung
Füttert achtsam: Haut an Haut, im Arm, mit Augenkontakt. Ein kurzärmeliges Shirt sorgt für mehr Nähe.

Das Baby zeigt, wann es satt ist
Es öffnet selbst den Mund, zieht den Sauger rein. Und wenn es loslässt, einschläft oder sich abwendet – ist es fertig. Auch wenn noch Milch in der Flasche ist.

Nicht zum Aufessen drängen
Babys haben ein natürliches Sättigungsgefühl – wir achten es von Anfang an.

Jede Mahlzeit ist eine Liebeserklärung
Ob Brust oder Flasche: Das Wichtigste bleibt – du bist da. Und das zählt.

Soforthilfe Ernährung – dein Baby verstehen

Das Baby trinkt nicht?
Überlege in Ruhe: Ist es satt? Müde? Muss es mal? Windel voll? Kurz abhalten, wickeln, in den Schlaf begleiten – dann neu versuchen.

Das Baby schreit die Brust/Flasche an?
Zähne im Anmarsch? Bauchweh? Viele Babys trinken schlechter, wenn der Kiefer schmerzt. Dann: im Halbschlaf stillen, mit Löffel oder Becher füttern, Beratung holen.

Das Baby wird nicht satt?
Zähle mal nach: Hat dein Kind sechs bis acht nasse Windeln pro Tag? Oft ist Dauertrinken ein Vorbote fürs Zahnen, für Infekte oder Entwicklungssprünge.

Das Baby schläft nur an der Brust ein?
Ganz normal – und voll artgerecht. Stillen reguliert das Nervensystem und den Schlaf. Wenn's passt: einfach in den Schlaf stillen. Wenn's nicht passt: sanft wiegen, tragen oder später einen Schnuller anbieten.

Babyschlaf
6 BASICS

1. Loslassen hilft
Schlaf ist kein Projekt – er kommt, wenn wir ihn lassen.

2. Sanft ausklingen
Ruhige Tage, klare Rhythmen – das wirkt auch nachts.

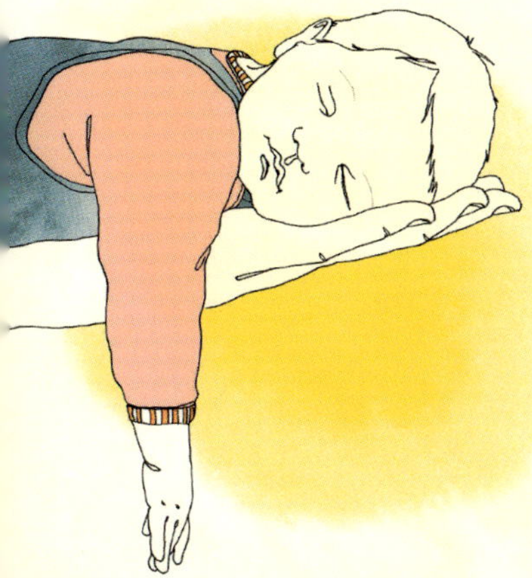

3. Sicher ist einfach
Je schlichter der Schlafplatz, desto sicherer für dein Baby.

4. Stillen wirkt
Einschlafstillen ist gesund, bindungsstärkend – und artgerecht. Menschen haben das jahrtausendelang gemacht.

5. Warten können
Wir wünschen es uns schneller – aber Schlafreife kommt in ihrem Tempo.

6. Einfach da sein
Babyschlaf ist Bindungssache. Deine Ruhe macht den Unterschied

Schlaf ist Bindung – kein Training

Babys wachsen nachts – da brauchen sie Nähe, Nahrung und Geborgenheit. Um loslassen und schlafen zu können, brauchen sie vor allem eins: Sicherheit. Und die finden sie in der Nähe vertrauter Menschen – am liebsten ganz nah.
Schlaf lässt sich nicht machen, er passiert. Und: Jedes Kind lernt durchschlafen – aber in seinem Tempo. Das hat nichts mit Erziehung zu tun, sondern mit Reife. Also: Kein Stress, wenn dein Baby nachts wach wird – das ist normal.

Das Gras wächst nicht schneller, wenn man daran zieht.

Was wirklich zählt, ist deine Energie: Lass andere schon tagsüber im Haushalt und mit den Kindern helfen, damit du nachts mehr Kraft hast. Und wann immer du kannst, lass die Welt warten: Wäsche, Steuer, Social Media? Später. Jetzt ist Schlafzeit – Schlaf ist wichtig.

#artgerecht

#babyschlaf

#nähewirkt

#bindungsorientiert

#ausruhenstattfunktionieren

So schlafen Babys – wirklich!

Babys schlafen anders
Erst ab der neunten Woche beginnt ihre innere Uhr, Tag und Nacht zu unterscheiden.

Rhythmus braucht Zeit
Ein stabiler Schlafrhythmus entsteht oft erst ab dem 10. Monat.

Sicher ist sicher
In den ersten 20 Minuten nach dem Einschlafen prüfen viele Kinder noch lange: Bin ich geborgen? Bist du noch da?

Babys schlafen in Etappen
Babys schlafen kürzer und wachen öfter auf – das ist biologisch sinnvoll, so wächst ihr Gehirn.

Nächtliches Füttern hilft
Die Milch in der Nacht unterstützt ihr rasantes Wachstum.

artgerechtes Schlafen ist Lernen
Durch die Nähe der Erwachsenen lernen Babys etwas über Atmung, Herzschlag und Sicherheit.

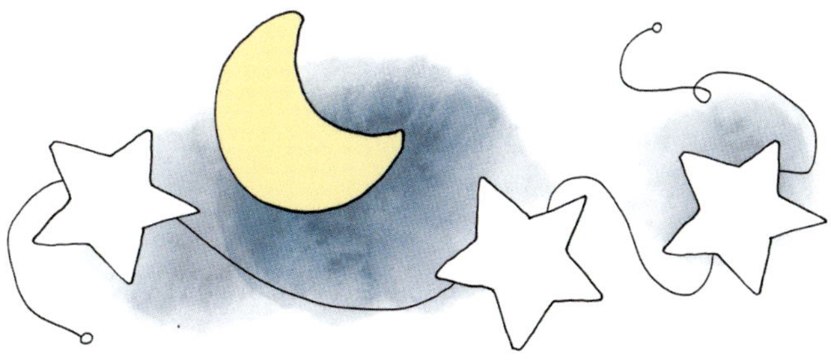

Tagsüber schlafen vorbereiten

Himmelslicht tanken
Tageslicht stellt die innere Uhr ein – also tagsüber raus ins Freie, Gesichter in den Himmel, Verdeck zurück!

Bewegen, bewegen, bewegen
Auch wenn das Sofa lockt: Bewegung (besonders an der frischen Luft) hilft für einen besseren Nachtschlaf.

Rhythmus hilft
Ein regelmäßiger Tagesablauf gibt deinem Baby Sicherheit – und dem Schlaf Struktur.

Ruhiger Nachmittag
Keine grellen Lichter, keine Menschenmassen – lieber langsam ausklingen lassen.

Ruhiger Abend
Bildschirme aus, Stimmen leiser, Reize runter, keine späten Kitzelattacken, eine kleine Meditation aus der artgerecht App – und die Welt darf langsam einschlafen.

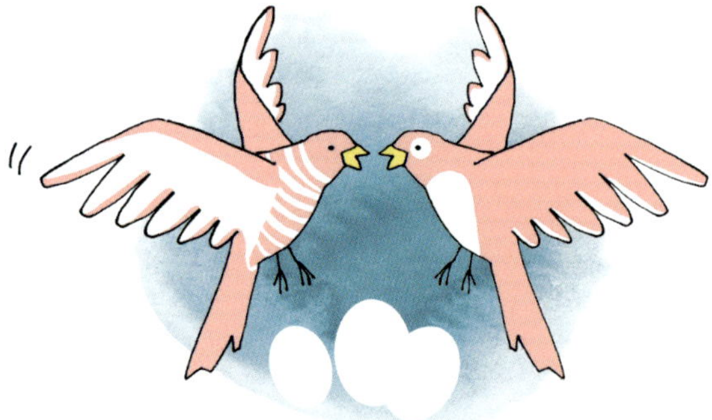

Contact-Nap ist erlaubt!

Es ist normal, dass viele Babys am liebsten in unserem Arm oder in der Trage einschlafen. Viele wachen auf, sobald man sie verlässt. Das ist ein alter Sicherheitsmechanismus: Allein irgendwo zu schlafen war jahrtausendelang sehr gefährlich. Besser, man wacht rechtzeitig auf und erinnert die anderen: Hey, nehmt mich mit!
Immer wieder hört man auch, dass man Babys nicht in den Schlaf stillen oder kuscheln sollte: »Die gewöhnen sich noch daran!« Der Einwand ist völlig korrekt: Babys gewöhnen sich daran. Aber das dürfen sie. Es ist die beste, effektivste, schlaffreundlichste, gesündeste und sanfteste Methode, einzuschlafen und nächtlichen Hunger zu stillen.

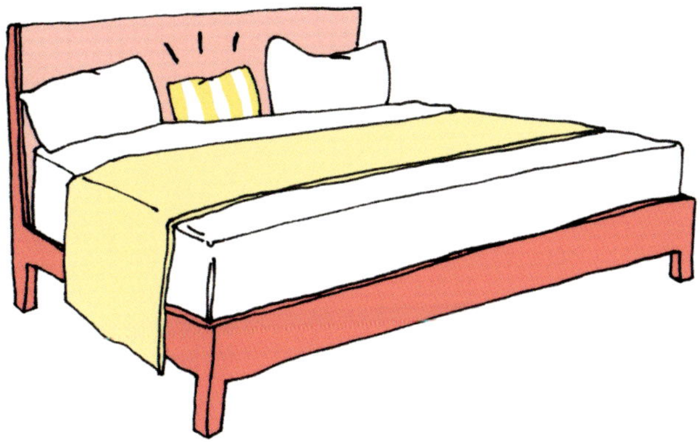

In einem sicheren Familienbett darf dein Baby auch neben dir schlafen. Auf den nächsten Seiten haben wir ein paar Tipps für dich, wie das geht.

Sicherer Babyschlaf

Nicht allein
Babys gehören ins Elternzimmer – das senkt nachweislich das Risiko für den plötzlichen Kindstod (SIDS).

Simplify!
Feste Matratze, kein Plüsch, keine Mütze – lieber Schlafsack statt Decke. Weniger ist sicherer.

Abstand zur Wand
Matratze nicht an die Wand – gute Luftzirkulation ist wichtig.

Sicherer Ort
Keine Tiere, keine großen Geschwister, keine Kuschelberge, nicht auf Sofas – Babys brauchen Raum und Sicherheit.

Rückenlage
Babys schlafen am sichersten auf dem Rücken. Bei Seiten- oder Bauchlage: freie Atemwege sicherstellen.

Rausfallschutz
Schlaf ist Loslassen – und das geht nur, wenn niemand aus dem Bett fallen kann.

Schlafregressionen?

Schlafregressionen werden überall diskutiert – aber wusstest du, dass die Studie, auf der diese Geschichte basiert, nur 15 Teilnehmer hatte?
Ja, die Gehirne von Menschenbabys entwickeln sich sprunghaft. Das ist richtig! Aber dass bestimmte »Sprünge« in bestimmten Wochen stattfinden oder dass Babys dann alle anders schlafen – das hat noch niemand belegt. Es gibt kein bestimmtes Alter, in dem sich Schlaf bei Babys plötzlich verändert. Es gibt auch kein Patentrezept, was wir dann tun sollten.
Aber was immer hilft: Bleibt bei einer Schlafroutine, egal was passiert. Kuschelt euch immer in den gemütlichen Sessel. Lest immer vor. Massiert immer die Füßchen. Routinen helfen nachweislich – das belegt die Wissenschaft ganz klar.

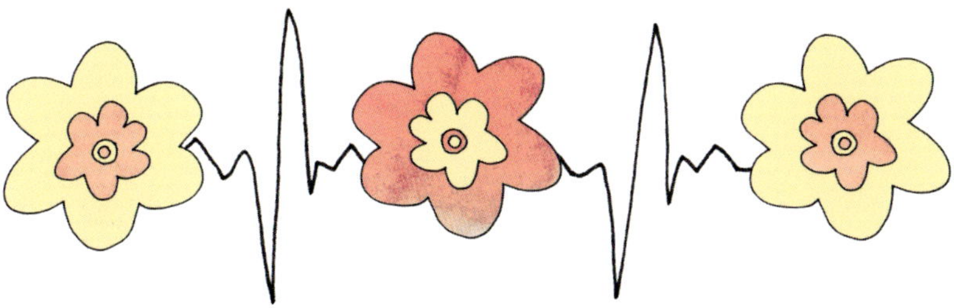

Soforthilfe Schlafen

Das Baby schläft nicht durch?

Gute Nachrichten: Dass Babys etwa alle 90 Minuten aufwachen ist anfangs gesund und normal. Im leichten Schlaf können Babys viel eher merken, wenn sie zu warm, zu kalt oder allein sind. Wann ein Baby »durchschläft«, hängt stark davon ab, wo es schläft: Eltern in Deutschland erwarten Durchschlafen mit sechs Monaten, Eltern z. B. in Costa Rica hingegen nicht vor dem dritten Lebensjahr.

Das Baby schläft nicht im eigenen Bett?

Alles gut. Gesunde Eltern (nicht rauchend, nicht trinkend) können ihr Baby sicher im Elternbett schlafen lassen. Nähe hilft beim Stillen – und wir können schneller reagieren. Du merkst sofort, wenn dein Kind z. B. Fieber bekommt.

Das Baby schläft nur bei Mama?

Ganz normal. Mama ist oft die wichtigste Bezugsperson. Im Schlaf sind wir alle besonders schutzbedürftig – neun Monate lang hat Mama diesen Schutz gegeben.

Das Baby schläft nur an der Brust ein?

Wunderbar. Stillen setzt beruhigende Hormone frei, es ist warm, vertraut und sicher. Du wirst auch müde? Genieße die Entspannung, du brauchst die Energie.

Du brauchst mehr Schlaf?

Dann brauchst du artgerechte Unterstützung – vor allem tagsüber. Wenn das größte Gehirnwachstum nach zwölf Monaten vorbei ist, kannst du deinem Kind sanft beibringen, dass Brust oder Flasche nachts Pause machen, und Essen anbieten – das hält länger satt.

Tragen
6 BASICS

1. Einfach Hände frei
Hände frei, Herz ruhig – Tragen schenkt dir Bewegungsfreiheit und deinem Baby Sicherheit.

2. Kuscheln macht klug
Getragene Babys hören den Herzschlag, spüren die Nähe – das fördert Bindung und Gehirnentwicklung.

3. Keine Perfektion
Dein Baby braucht keine Perfektion – es braucht dich. Ob Tragetuch oder Babytrage – auf die Nähe kommt es an.

4. Flexibel bleiben
Auch im Kinderwagen hat ein kleines Tuch oder eine Trage Platz – für Momente, in denen ihr Nähe braucht.

5. Tragen und Stillen
Mütter stillen weltweit auch beim Tragen – praktisch, ohne Hinsetzen, Ruhe to go.

6. Blase voll?
Manchmal muss ein Baby mal, bevor es getragen werden will. Biete es kleinen Tragemuffeln einfach mal an.

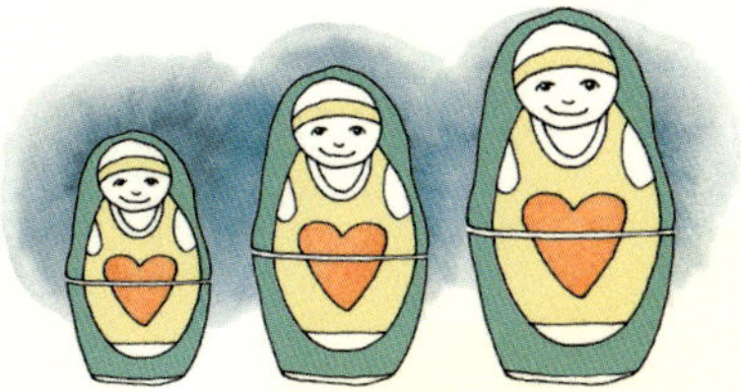

Tragen ist artgerecht

Der kleine Homo sapiens ist ein Tragling – kein Liegling.
Babys sind dafür gemacht, getragen zu werden: Das gibt ihnen Nähe, Sicherheit, Entspannung – und oft sogar besseren Schlaf und eine bessere Verdauung.
Und der Kinderwagen? Natürlich dürfen wir ihn auch benutzen. »Gemischte Lösungen« ist der Trick. Denn wenn dein Baby unruhig ist, Bauchweh hat oder einfach Nähe sucht, dann zögere nicht: Nimm es in die Trage. Dort kann es sich am besten beruhigen – Herz an Herz.
Deine Wärme ist kein Verwöhnen, sondern artgerecht – sie ist genau das, was dein Baby gerade braucht.

Zu viel Liebe gibt es nicht!

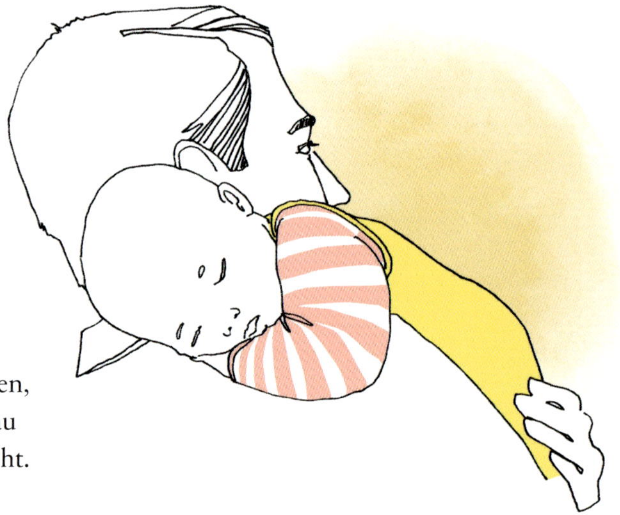

Deine Fragen zum Tragen – artgerechte Antworten

»Mache ich beim Tragen etwas falsch?«
Dein Baby will vor allem eins: in deiner Nähe sein. Je jünger es ist, desto näher. Ein Tragetuch oder eine Tragehilfe muss nicht perfekt sitzen, um richtig zu sein. Solange ihr euch beide wohlfühlt – auch wenn manche Babys am Anfang beim Tragen etwas »meckern«, das ist normal – ist es gut, wie es ist. Du kannst eure Trageweise Schritt für Schritt herausfinden – niemand trägt sofort »wie ein Profi«.

»Ist Tragen wirklich besser als der Kinderwagen?«
Es geht nicht um besser oder schlechter – es geht nur um Nähe.
Babys sind Traglinge – sie fühlen sich am sichersten, wenn sie einen bekannten Herzschlag und eine vertraute Stimme hören, Körperkontakt spüren, mitschwingen dürfen. Der Kinderwagen ist völlig okay – aber wenn dein Baby dich braucht, trage es. Du weißt, was richtig ist.

»Wie lange darf ich tragen?«
Solange es für euch beide gut ist. Manche Babys werden sehr bald sehr schwer – oft sind sie dann auch im Kinderwagen glücklich. Manche Babys wollen bei Entwicklungssprüngen zurück »auf den Arm«. Es gibt keine feste Grenze. Du darfst dein Kind tragen, solange du magst – und solange es getragen werden möchte. Viele lieben es, bis zum zweiten Geburtstag getragen zu werden – bei allen naturnah lebenden Völkern ist Tragen bis fünf Jahre ganz normal.

»Schadet Tragen dem Rücken – meinem oder dem des Babys?«

Bei richtiger Haltung: Nein. Tragen in aufrechter Haltung stärkt sogar die Hüfte und Wirbelsäule deines Babys. Dein eigener Rücken darf mit seiner Aufgabe wachsen – in seinem Tempo, mit Pausen, mit einer guten Trage.

»Ist Tragen verwöhnen?«

Sagen wir es so: Nähe ist kein Luxus – sie ist überlebenswichtig.
Ein Baby, das getragen wird, fühlt sich sicher – und kann sich dadurch nachweislich besser beruhigen, auch später noch. Das hat also nichts mit Verwöhnen zu tun, sondern mit dem, was Babys evolutionär erwarten – es ist artgerecht.

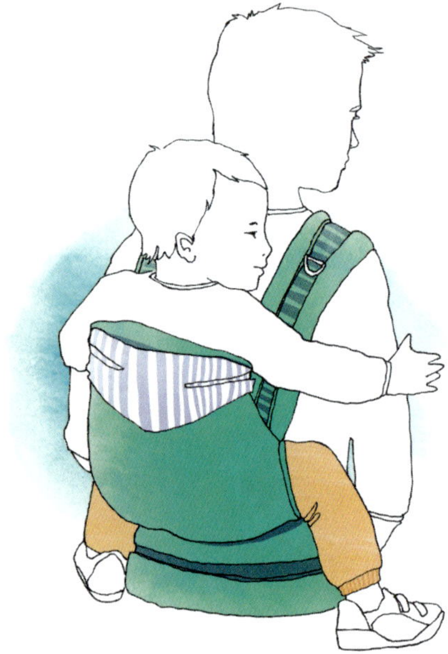

»Was, wenn mein Baby Tragen nicht so gerne mag?«

Hier lohnt es sich, hinzuschauen. Vielleicht drückt die Trage. Vielleicht ist dein Kind müde oder hungrig. Wenn sie überreizt sind, weinen Babys oft erstmal in der Trage – und schlafen dann doch erschöpft ein. Große Kinder wollen manchmal nicht getragen werden – nur um dann zwei volle Stunden in der Trage zu schlafen. Du darfst immer in euch hineinfühlen. Das Wichtigste ist: Tragen ist ein Weg – kein Zwang.

»Dürfen auch Väter, Großeltern und Geschwister tragen?«

Ja, denn Tragen stärkt jede Beziehung. In vielen Kulturen werden Kinder von allen getragen: Papa, Oma, Freunde. Überall, wo das Baby sich wohlfühlt, kann es sich entspannen. Tragen stärkt die Bindung – für alle.

»Kann ich auch nach Kaiserschnitt oder Frühgeburt tragen?«

Ja – Tragen ist für alle da.
Nach einem Kaiserschnitt achtest du gut auf deine Heilung und wählst eine Trage, die deinen Bauch entlastet.
Gerade Frühchen profitieren besonders vom Tragen: Studien zeigen, dass sie sich besser entwickeln, schneller zunehmen – sprich mit deinem Fachpersonal.

Tragen ist Alltag – nicht Instagram

Du musst nicht perfekt sein. Einfache Tragehilfen, Tragetuch light oder Ringsling sind tolle Wege, Nähe zu leben, ohne Druck.

Tragen ist Nähe, die heilt.

Soforthilfe Tragen

Das Baby will nicht in die Trage?
Schau kurz hin: Ist es zu warm? Muss es mal? Ist die Windel voll?

Was zieh ich dem Baby an?
Beim Tragen reicht meist eine Schicht weniger – du wärmst mit. Wenn das Baby unter deiner Jacke ist, bleiben auch die Füße warm. Außerhalb braucht's dort eine Lage extra.

Wie lange darf ich tragen?
Solange ihr mögt. Kinder zeigen deutlich, wann sie aus der Trage herauswollen. Oft müssen sie dann mal – einfach abhalten.

Ab wann darf ich tragen?
Ab Geburt – wenn du dich gut fühlst und der Beckenboden mitmacht.

Welche Trage ist die beste?
Die, die euch beiden guttut. Eine Trageberatung kann helfen, das Richtige zu finden.

Und wenn der Rücken schmerzt?
Dann gönn dir eine Pause. Rückenschmerzen, Hüft- oder Beckenbodendruck sind ein Zeichen: Jetzt ist Entlastung dran.

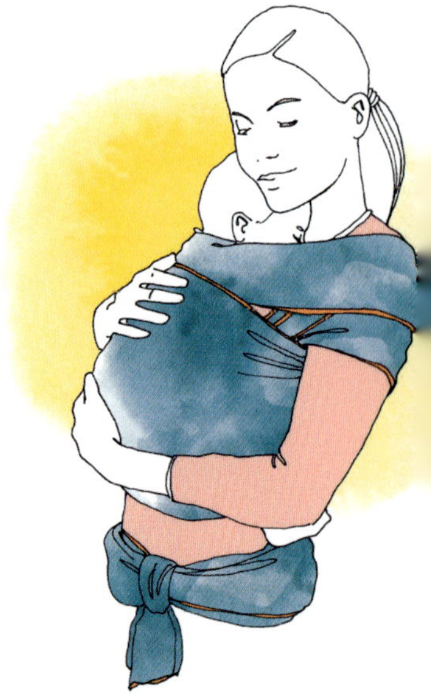

SCHWANGER · ANKOMMEN · STILLEN · FÜTTERN · SAUBER · TRAGEN · SCHLAFEN · REISEN ·

artgerecht - BASICS

Windelfrei
6 BASICS

1. Einfach mal probieren
Lass dich überraschen, was dein Baby schon kann – ihr seid ein Team!

2. Gelegenheiten nutzen
Nach dem Schlafen, Stillen oder beim Wickeln – mehr braucht es nicht.

3. Pannen? Na klar!
Manchmal ist es schon in der Windel – das gehört wie das Stolpern beim Laufenlernen dazu.

4. Jeder Tag ist anders
Anfangs klappt es oft sehr gut, bei jedem Zahn dann weniger. Es ist ein Prozess, es gibt kein richtig oder falsch.

5. Windeln sind okay
Windeln und Windelfrei – das ist kein Widerspruch, sondern Teil eures Weges.

6. Anbieten statt trainieren
Du bietest es an, das Baby entscheidet – und manchmal wartet es sogar schon auf dich! Jedes Mal wie ein kleines Gespräch – und ein Schritt in Verbindung.

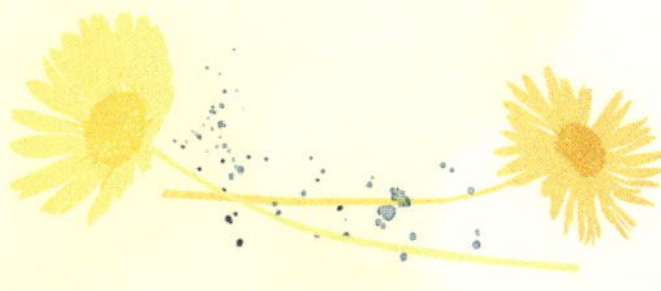

Windelfrei – dein Beziehungs-Shortcut

Windelfrei? Klingt für viele nach Stress. Noch ein To-do im Alltag mit Baby. Und immer muss man so perfekt sein!
Aber Windelfrei ist eigentlich eine Einladung: Schau mal, was dein Baby schon alles kann. Du machst genauso viel, wie du willst und euch guttut, und entdeckst dabei ein ganz neues Wir-Gefühl mit deinem Baby.
Schau einfach mal, ob dein Baby dir zeigen möchte, wann es mal muss.

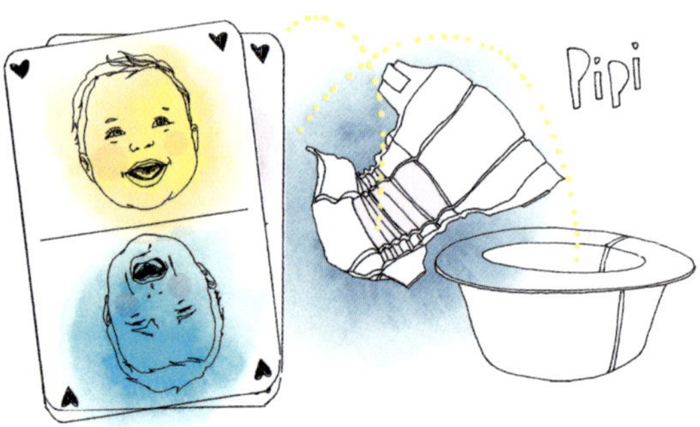

Viele Eltern staunen, wie klar die Signale ihres Babys sind – und sonst hältst du einfach nach dem Schlafen ab, da müssen sie alle.
Windelfrei heißt nicht, dass du auf Windeln verzichten musst. Es heißt nur: Du darfst euren Kontakt spüren, auch beim Ausscheiden. Babys, die gelegentlich abgehalten werden, sind oft weniger wund, haben seltener Blähungen – und sie genießen das Gefühl, wahrgenommen zu werden. Ganz ohne Leistungsdruck. Ganz bei euch.
Windelfrei stärkt das Team-Gespür zwischen Eltern und Kindern.

Windelfrei ist kein Ziel.
Es ist ein artgerechter Dialog.

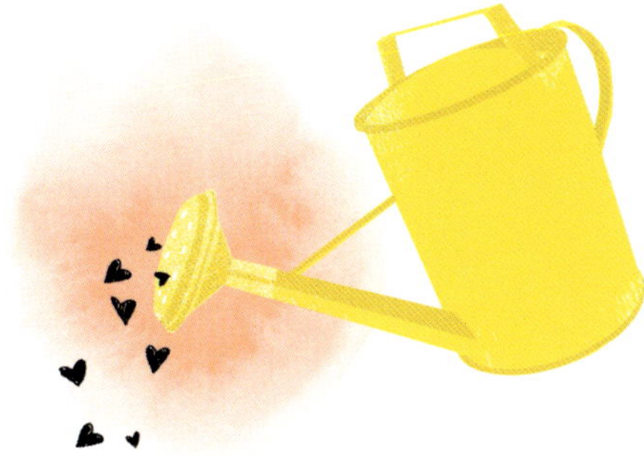

Kennst du das? Du machst die Windel auf – und dein Baby macht auf dem Wickeltisch sofort Pipi. Warum? Nicht, um dich zu ärgern – sondern weil es seinem Instinkt folgt: Ich bin untenrum frei, also kann ich loslassen. Gerade am Anfang mögen Babys es nicht, sich selbst oder andere nass zu machen.
Windelfrei ist also gar nicht mehr Arbeit – nur ein anderer Ablauf.
Du kannst dein Baby beim Wickeln einfach abhalten – sie lernen ganz schnell, darauf zu warten und dich nicht mehr anzupinkeln.

Das Gleiche gilt

- nach dem Schlafen,
- nach dem Stillen,
- wenn dein Baby nicht in die Trage will.

Jeder Versuch ein kleines Spiel zwischen euch.
Manche Babys zeigen ganz klar: Jetzt kommt was. Sie quengeln, strampeln, ächzen – achte mal darauf, meistens ist gleich die Windel voll.
Jetzt kannst du reagieren. Du kannst. Du musst nicht. Schau einfach, ob es gerade passt.
Wenn nicht, heißt es: »Ich sehe dich, aber nimm bitte die Windel.«

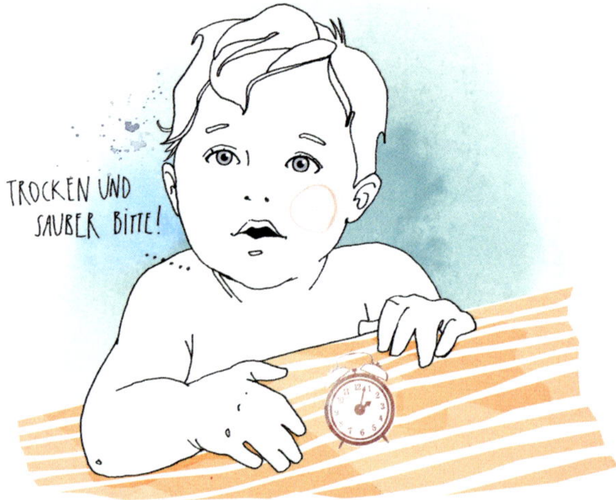

Wenn du reagieren willst, dann kannst du einfach dein Baby untenrum kurz ausziehen, über ein Gefäß halten – und ihm ermöglichen, sich frei zu entleeren.
Mit der Zeit entsteht ein sanfter Dialog. Babys, die zweimal am Tag abgehalten werden, behalten oft ein gutes Körpergefühl.

Ihr schafft es nur zwei Mal pro Woche? Macht nichts – solange es Spaß macht, genießt das Teamwork.
Und wenn es mal nicht klappt? Kein Problem. Windeln sind ein wunderbares Backup. Es geht nicht um Perfektion – es ist mehr ein Spiel zwischen dir und deinem Baby.
Der ultimative, artgerechte Beziehungs-Shortcut eben.

Windelfrei – so geht's leicht und alltagstauglich

Windelfrei heißt nicht »immer perfekt sein« – sondern: Gelegenheiten sehen und einfach mal probieren.
Hier ein sanfter Einstieg für jeden Tag:

Starte nach dem Aufwachen
Oft ein guter Moment – dein Baby ist wach, ruhig, bereit.

Halte ab über Toilette, Waschbecken oder Schüssel
Mit Körpersprache: Rücken an deinen Bauch, Beinchen anheben.

Nutze typische Gelegenheiten
Nach dem Stillen, vor dem Baden, beim Wickeln.

Sag ein Signalwort (z. B. »Pipi«) oder mache ein »Psss«
Schon nach wenigen Tagen versteht dein Baby, was du meinst, auch wenn es dann nicht macht.

Freu dich über diesen kleinen Moment mit deinem Baby – egal ob was kommt oder nicht
Es geht nicht um Erfolg. Es geht um Teamwork und Kontakt.

Soforthilfe Windelfrei

Ich sehe nicht, wann mein Baby mal muss!
Kein Stress: Fast alle Babys müssen nach dem Schlafen. Einfach mal abhalten – und dich überraschen lassen.

Was soll ich meinem Baby anziehen?
Ganz entspannt: Windeln anlassen – Stoff oder Einweg. Wenn's so weit ist, einfach Hose runter und an einer Seite die Windel öffnen, wegklappen und abhalten. So bleibt der Teppich trocken – und Nähe möglich. Zweiteilige Babykleidung macht die Sache einfacher.

Mein Baby will sich nicht abhalten lassen!
Vielleicht muss es gerade nicht – oder braucht einfach ein bisschen Unterhaltung. Wir lesen ja auch gern auf dem Klo. Oder es hat etwas anderes zu tun – dann bietest du es in ein paar Tagen wieder an.

Ich erwische nicht jedes Pipi!
Warum auch? Schon zwei Gelegenheiten am Tag sind wertvoll – für dein Baby und eure Verbindung.

Aber mein Baby geht bald in die Krippe!
Kein Problem – Babys können gut unterscheiden. Zu Hause halten wir ab, in der Betreuung nicht. Wenn du magst, zeig es der Betreuungsperson – viele sind neugierig und offen.

Mit dem Baby entspannt im Auto

Wenn dein Baby sich juchzend in der Babyschale anschnallen lässt, nur um an der zweiten Kreuzung in den Schlaf zu fallen – herzlichen Glückwunsch! Für alle, bei denen es nicht so ist, hier einige Tipps:

Schlafzeiten nutzen

Wenn möglich, fahr los, wenn dein Baby sowieso müde ist. Still es vorher oder gib die Flasche, dann schlafend ab in die Babyschale – bei manchen Babys klappt auch das Einschlafen unterwegs.

Wach und ruhig? Auch gut!

Ist dein Baby wach, aber zufrieden? Perfekt. Nimm ein kleines Bilderbuch oder etwas zum Fühlen mit – ungefährliche Dinge, die es nur im Auto bekommt und spannend findet.

Vorher stillen und abhalten

Satt, sauber, leer – so sitzt es sich am besten. Wenn du abhalten magst: kurz vorm Einsteigen probieren. Volle Windel noch mal fix wechseln.

Autospielzeug nur für unterwegs

Ein weiches Stofftier mit Glöckchen, ein rasselnder Greifling – alles, was sicher ist und spannend klingt, darf mitfahren.

Alles auf Vorrat

Snacks, Wasser, Tücher, Spielzeug – wir brauchen alles in ausreichender Menge. Einiges wird im Laufe der Fahrt im Fußraum landen.

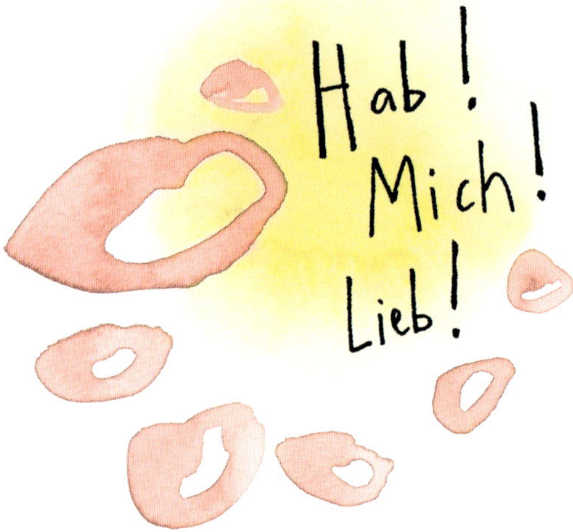

Knabbern erlaubt – aber sicher

Wenn dein Kind sicher essen kann, darf es unterwegs gerne etwas Weiches in die Hand bekommen. Es darf matschen, sabbern, herumprobieren – alles gut. Wichtig ist: Es muss ungefährlich und nicht verschluckbar sein. Ein großes Lätzchen erspart dir das Umziehen.

Sicher anschnallen – mit Blickkontakt

Wenn du dein Baby im Beifahrersitz mitnehmen willst: Airbag ausschalten! Dann kannst du während der Fahrt Nähe halten – durch Augenkontakt, ein Lächeln, eine kleine Berührung an der Ampel.

Sprich mit deinem Baby

Singen, erzählen, lachen – dein Baby versteht vielleicht nicht jedes Wort, aber es spürt deine Stimme. Das gibt Sicherheit und Kontakt. Auch im Auto.

Dein Baby muss das Autofahren nicht lieben. Es reicht, wenn ihr euch gemeinsam darin einrichtet.

Bahnfahren mit Baby – entspannt unterwegs

Zugfahren kann richtig schön sein – fast wie ein Zuhause auf Schienen. Dein Baby darf getragen werden, dein Kleinkind laufen und spielen. Und oft sind da nette Mitreisende, andere Kinder und genug Raum zum Durchatmen. Hier ein paar Tipps, die Bahnfahren noch entspannter machen:

Weniger ist mehr

Wenn möglich: Lass den Kinderwagen zu Hause. Im Zug ist er oft unpraktisch – enge Gänge, volle Abteile. Eine Trage ist hier Gold wert.

Gut vorbereitet fahren

Nimm mit, was euch durch die Fahrt bringt: etwas zu knabbern, Bücher, kleine Spielsachen oder Malzeug. Auch ein Tablet darf dabei sein – manchmal rettet es die letzte Stunde.
Aber: Viele Kinder sind nach Bildschirmzeit im Zug besonders aufgedreht – und das Abgeben führt oft zu großen Dramen. Wenn du kannst, setze lieber zuerst auf Vorlesen, Nähe, kleine Spiele und ruhige Beschäftigung. Und wenn das Tablet doch zum Einsatz kommt: kein schlechtes Gewissen. Einfach danach wieder runterkommen – gemeinsam.

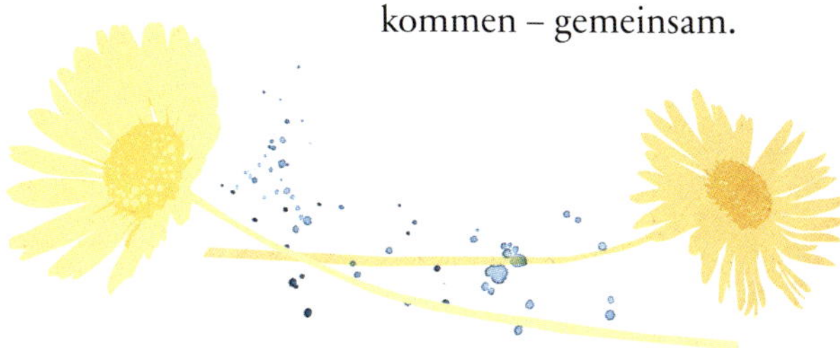

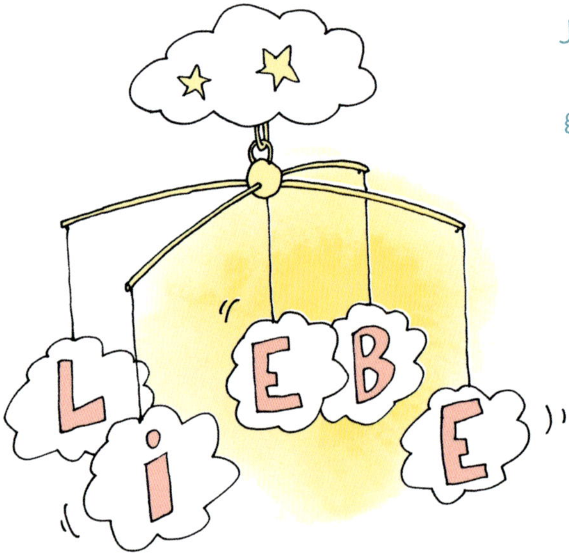

Jedes glückliche Baby, jedes glückliche Kind, jede glückliche Familie sind gut für unseren Heimatplaneten.

Kinderabteil buchen

Früh buchen lohnt sich! Hier gibt es mehr Platz – und oft nette Begegnungen mit anderen Familien.

Lass dir helfen

Du musst nicht alles alleine machen. Bitte jemanden freundlich um Hilfe – die meisten Menschen helfen gern, wenn sie gefragt werden.

Schlaf clever einplanen

Entweder: während des Mittagsschlafs losfahren und dein Kind vorher stillen oder tragen. Oder: so planen, dass es wach, satt und zufrieden einsteigen kann. Dann erforscht ihr die Welt gemeinsam.

Sicherheit bei Bremsungen

Setzt euch, wenn möglich so, dass dein Kind bei einer plötzlichen Bremsung an deinen Körper oder den Sitz gepresst wird – nicht ins Leere.

Tipps zum Umgang mit dem Schnuller

Schnuller können helfen – bei Stress, beim Warten, in besonderen Momenten. Aber: Der Schnuller ist keine Dauerbeschäftigung.
Denke den Schnuller wie ein Medikament: So viel wie nötig – so wenig wie möglich.

Fakten:
Es gibt keine »kiefergerechten« Schnuller – alle beeinflussen die Entwicklung des Kiefers. Je nach Nutzung kann auch der Spracherwerb beeinträchtigt werden. Je seltener und gezielter der Schnuller genutzt wird, desto besser.

Unsere Tipps:

- Nicht automatisieren – nicht *immer* beim Einschlafen, nicht *immer* im Auto.
- Ab dem 4. Monat bewusst seltener einsetzen.
- Alternativen einüben: Nähe schenken, tragen, singen, saugen lassen an der Brust oder dem Finger.
- Schnuller nur, wenn wirklich gebraucht – nicht aus Gewohnheit.
- Nicht grundsätzlich beim Spielen, im Buggy als Dauerbegleiter o. Ä.

So wird auch die Entwöhnung später leichter.

Dopamin Detox – besonders mit Baby

Mit Baby im Arm darf die Welt gerne eine Weile draußen bleiben – wir brauchen Ruhe, Schlaf, echte Nähe. Doch unser Gehirn ist auf schnelle Reize programmiert: scrollen, swipen, googeln, vergleichen – alles Dopamin-Kicks. Und die machen oft müde, unruhig, unzufrieden. Dopamin Detox hilft deinem Nervensystem – und macht Platz für das echte Leben:
Statt Bildschirm im Schlafzimmer – lieber ein gutes Buch oder Podcast.
Statt Chatbot oder Suchmaschine bei jeder Unsicherheit – lieber deine Hebamme oder Freunde anrufen.

#artgerecht

#dopamindetox

Statt Scrollen durch perfekte Feeds – lieber echte, ehrliche Communitys.
Statt Druck durch After-Baby-Bodys – Stolz auf deinen Körper, er hat Großartiges geleistet und tut es noch.
Scrollen ist ein Dopamin-Hoch – das ist okay, aber eben keine wirkliche Pause fürs Gehirn. Echte Pausen sind: frische Luft, echte Gespräche, Augenkontakt mit deinem Baby.
Weniger Reize – mehr Verbindung.
Für dich. Für dein Baby. Für euren Start.

#mamaalltag

#afterbabyrealität

#bindungsorientiert

#mehrruhewenigerdruck

Eltern und Social Media

Elternsein auf Social Media kann inspirieren – aber auch stressen. Überall perfekte Morgenroutinen, kreative Snacks und strahlende Babys. Doch vergiss nicht: Du siehst einen Ausschnitt, nicht den Alltag. Nur selten sehen wir Tränen, Wäscheberge oder Zweifel.
Hol dir Ideen, wenn sie dir guttun – aber mach dich nicht verrückt. Du musst nicht alles schaffen. Du musst nicht perfekt sein. Dein Kind braucht keine Instagram-Kindheit. Es braucht *dich* – echt, unperfekt, zugewandt. Und mit freien Händen, auch mal ohne Smartphone.
Wir sollen arbeiten, als hätten wir keine Kinder, und Kinder erziehen, als müssten wir niemals arbeiten. Die Anforderungen an Eltern, besonders an Mütter, sind geradezu überirdisch. Du darfst dich davon frei machen.
Vertrau dir und deinem Weg. Versuch nicht, einem Standard zu genügen.
Du machst das gut. Nicht *wie die anderen*, sondern *auf deine Art.* Und das ist genau richtig.

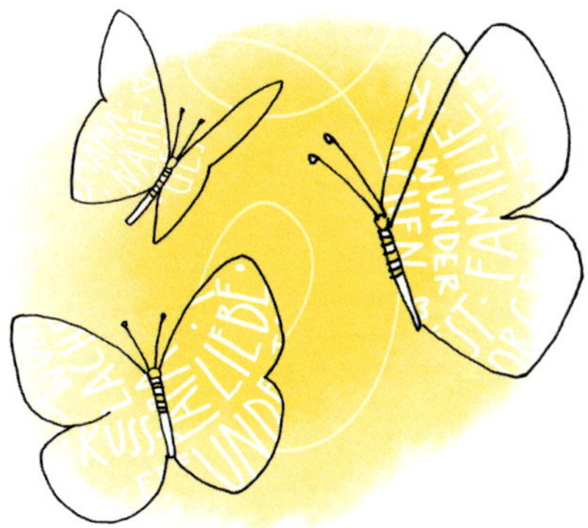

Eltern müssen nicht perfekt sein!

»Baby, was willst du?« – Diese Frage stellen wir uns oft. Aber Babys sind nicht so kompliziert, wie wir manchmal denken. Jedes Baby-Weinen hat einen Grund. Babys wollen niemanden testen. Sie weinen, wenn sie etwas brauchen – das ist alles. Jede Zuwendung fördert die Gesundheit deines Kindes – auch wenn wir nicht wissen, warum es weint. Selbst wenn du dein Kind nicht beruhigen kannst, hilfst du ihm mit deiner Umarmung.
artgerecht heißt auch: Ratlos zu sein ist völlig okay! Wir können nicht immer wissen, was unser Baby braucht. Es reicht, wenn wir da sind und versuchen, feinfühlig auf es einzugehen.

Dein Baby erwartet nicht, dass du perfekt bist. Es hofft einfach nur, dass du für es da bist. Wir können gut genug sein – das ist gut genug!

Das Wichtigste: weiteratmen!

Verwöhnen gibt es nicht!

Verwöhnen wir das Kind mit artgerecht nicht total? Nein. Wenn Babys abhängig und hilflos sein dürfen, ziehen sie später selbstbewusst und mit einer festen Basis in die Welt. Ein Geschenk, das nur ihr eurem Baby machen könnt. Für sein ganzes Leben.
Forscher können das beweisen. Aber dein Herz weiß das längst.

Verbindung zählt. Du kannst sie geben.
Bindungsorientierung heißt nicht Selbstaufgabe! Bindung ist artgerecht – wir alle brauchen sie. Babys brauchen uns – und das ist okay.
Damit wir das leisten können, brauchen wir:

- Pausen
- Klarheit
- Selbstfürsorge
- Helfende Hände

Dein Baby kann kurz mal warten, jemand anders kann den Haushalt machen, ihr teilt euch die Arbeit gut auf und sagt auch mal »Nein«. So bleibt ihr in Balance in den turbulenten ersten Jahren.
Bei artgerecht gehen wir davon aus: *Gestillte Bedürfnisse verschwinden, unerfüllte Bedürfnisse tauchen ein Leben lang immer wieder auf.* Das gilt auch für die Bedürfnisse der Erwachsenen!
Wie sorgst du für dich, während du dein Kind begleitest?

Mental Load: Was du leistest, sieht man oft nicht – aber es zählt

Du weißt immer, wie viele Windeln noch da sind. Ob die nächste Impfung bald ansteht. Ob der Body zu klein wird. Ob genug Milchpulver im Schrank ist. Du planst, koordinierst, denkst mit – und das meist, ohne dass es jemand merkt.
Denn: Mental Load ist unsichtbare Arbeit. Aber sie ist real.
Du planst den Tagesablauf – Mahlzeiten, Nickerchen, Spiele. Du koordinierst Arzttermine, Besuche, Stillzeiten. Du hast die Einkaufsliste im Kopf: Windeln, Milch, Babynahrung, das hypoallergene Waschmittel. Du denkst an Geburtstagskarten, an die Frage »Was essen wir heute?« und daran, dass bald neue Schnuller fällig sind.
Du bist die zentrale Koordinierungsstelle – und alle fragen dich. Und während du all das machst, hörst du vielleicht: »Elternzeit – was für ein Luxus!«
Warum ist der Mental Load bei Eltern mit Babys so hoch? Weil unsere Gesellschaft Eltern, vor allem Müttern, oft die Gesamtverantwortung zuschreibt. Weil viele PartnerInnen gar keinen Überblick haben über das, was im Hintergrund »einfach mitläuft«. Und weil mentale Arbeit selten gesehen, geschweige denn wertgeschätzt oder gar honoriert wird.
Du darfst sagen: Das ist zu viel.
Du darfst sagen: Ich will, dass wir das hier gemeinsam machen. Keine Hilfe – ein gemeinsames Projekt.

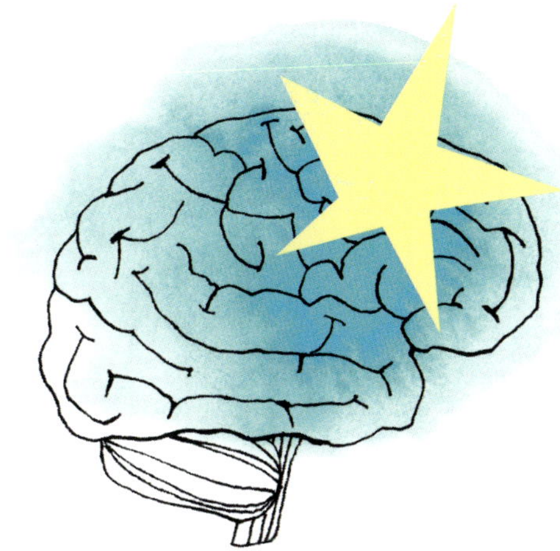

Du darfst To-do-Listen sichtbar machen – nicht nur für dich, sondern für alle.
Du musst niemandem sagen, was er tun soll – du brauchst Erwachsene, die mitdenken.
Du darfst Aufgaben abgeben – und besprechen, nach welchen Standards sie erfüllt werden sollen.

Was hilft?

- sichtbar machen, was du tust
- Aufgaben und Verantwortung aufteilen
- ganze Aufgabenpakete zuteilen, z. B. Wäsche oder Essen
- klare Richtlinien festlegen
- unerreichbare Ideale ablegen
- immer wieder überprüfen – passt das noch?

Mental Load ist echte Arbeit. Du darfst sie ernst nehmen – und du darfst sie teilen. Es gibt noch mehr Erwachsene, die mitdenken können.

Es braucht ein Dorf

Die wichtigste Info: Es war nie gedacht, dass du, wir als Eltern, alles alleine stemmen – Arbeit, Haushalt, Baby, Schlafmangel. Menschen haben Babys immer in der Gruppe großgezogen. Allein mit einem schreienden Baby zu sein, ist viel verlangt. Wenn du manchmal denkst: »Ich bin dafür nicht gemacht!« – dann ist das völlig normal, denn so ist es!
Was hilft? Hol dir von Anfang an so viel Unterstützung, wie du kannst. Wir sind eine kooperativ aufziehende Art – artgerecht heißt, es gemeinsam zu schaffen. Die Forschung sagt, unsere Vorfahren haben nur drei bis vier Stunden täglich gearbeitet. Und das gemeinsam. Du darfst dir also Pausen gönnen und Geduld haben – mit dir und deinem Kind.
Du bist nicht allein.

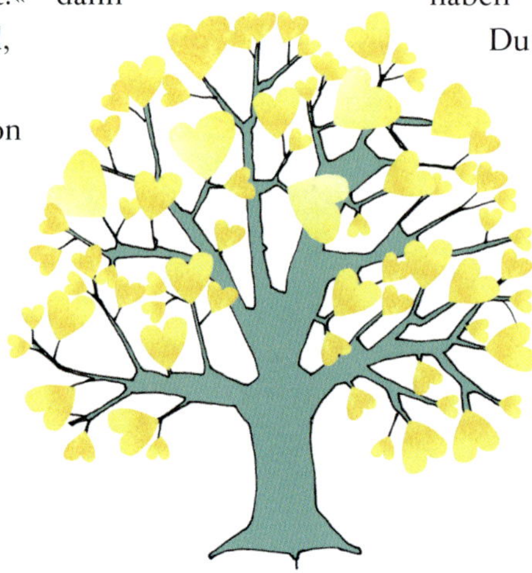

LIEBE · FAMILIE · NEST · GEBORGENHEIT · GESCHWISTER · TANTE · FREUNDE · LIEBE

WUNDER · LACHEN · KUSS · PAPA · FÜRSORGE · MAMA · NÄHE · LIEBE

Weniger Druck – mehr Du!

Wenn dir dieses Buch geholfen hat, deinen Alltag mit Baby leichter, liebevoller und klarer zu gestalten – dann ist das erst der Anfang.
Im großen Buch *artgerecht – Das andere Baby-Buch* findest du noch mehr fundiertes Wissen, inklusive der wissenschaftlichen Studien, auf denen dieses Buch basiert, sowie praktische Tipps und alltagstaugliche Wege, um dein Baby artgerecht zu begleiten. Für mehr Sicherheit, weniger Druck – und mehr Kontakt.
Auf Instagram (@artgerechtprojekt) erwarten dich regelmäßig kostenlose Impulse, Tipps und ehrliche Einblicke in den Alltag mit Kind. Echt. Unperfekt. Unterstützend. Entlastung nach einem langen Tag.
Du willst artgerecht für die Hosentasche? Die *artgerecht für Eltern-App* begleitet dich sanft durch deinen Alltag – wie eine Freundin, die immer da ist und dir hilft, für dich zu sorgen.

Mehr auf:
www.artgerecht-projekt.de

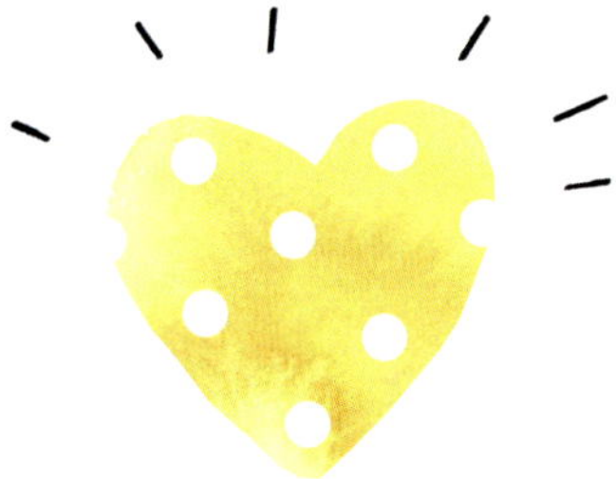

Wer dieses Buch gemacht hat

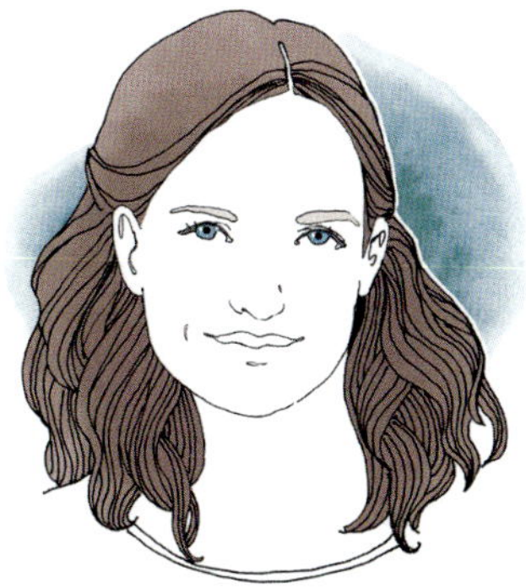

Nicola Schmidt, geboren 1977, ist Sozialwissenschaftlerin, Wissenschaftsjournalistin und Elternbegleiterin aus Überzeugung. Als Gründerin des artgerecht-Projekts setzt sie sich seit 2012 dafür ein, dass Kinder so begleitet werden, wie es ihrer Natur entspricht.
Was mit einem Blog begann, ist heute ein wachsendes Netzwerk aus über 20 Büchern in acht Sprachen, zertifizierten Coaches, einer App für Eltern, einer fundierten Fachausbildung und jährlichen Sommercamps für Familien mit Babys.
www.nicolaschmidt.de

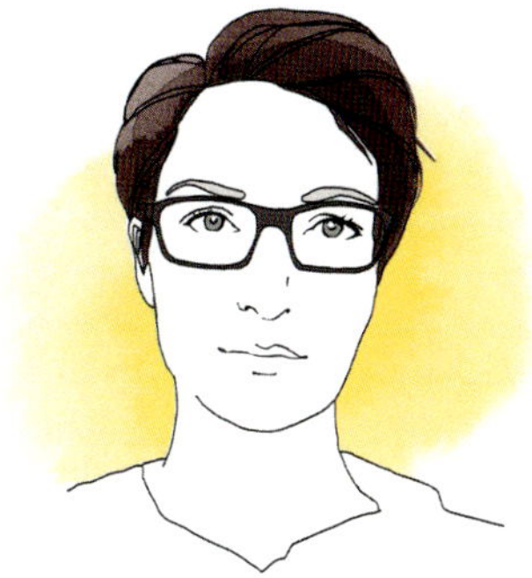

Claudia Meitert, geboren 1978, studierte Kommunikationsdesign in Nürnberg und Salamanca (Spanien). Nach Beschäftigung am Theater im Bereich Bühnenbild, diversen Auslandsaufenthalten sowie Tätigkeit in verschiedenen Agenturen als Art Director ist sie seit 2012 als freiberufliche Illustratorin international tätig.
www.claudiameitert.com

FSC www.fsc.org
MIX
Papier | Fördert gute Waldnutzung
FSC® C011124

Penguin Random House Verlagsgruppe FSC® N001967

4., aktualisierte und erweiterte Auflage 2025

in der Penguin Random House Verlagsgruppe GmbH,
Neumarkter Straße 28, 81673 München
produktsicherheit@penguinrandomhouse.de
(Vorstehende Angaben sind zugleich Pflichtinformationen nach GPSR.)
Redaktion: Julia Sommerfeld
Umschlag: nach einem Entwurf der Weiss Werkstatt München unter Verwendung eines Bildes von © Claudia Anys / plainpicture.com
Satz: Nadine Clemens, München
Druck und Bindung: Mohn Media Mohndruck GmbH, Gütersloh
Printed in Germany
ISBN 978-3-466-31252-8

www.koesel.de

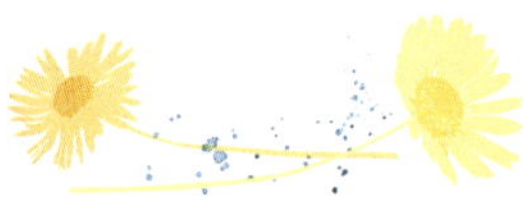